207

I0075910

CONSIDÉRATIONS GÉNÉRALES

SUR LE

TABES TROPHIQUE

PAR

Mademoiselle Véra BATIEVSKY

DOCTEUR EN MÉDECINE

MONTPELLIER

IMPRIMERIE GUSTAVE FIRMIN, MONTANE ET SICARDI

Rue Ferdinand-Fabre et Quai du Verdanson

—

1910

T
896

CONSIDÉRATIONS GÉNÉRALES

SUR LE

TABES TROPHIQUE

8° T d⁸⁷
896

S.30807

CONSIDÉRATIONS GÉNÉRALES

SUR LE

TABES TROPHIQUE

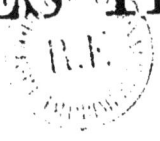

PAR

Mademoiselle Véra BATIBVSKY

DOCTEUR EN MÉDECINE

MONTPELLIER

IMPRIMERIE GUSTAVE FIRMIN, MONTANE ET SICARDI

Rue Ferdinand-Fabre et Quai du Verdanson

—

1910

PERSONNEL DE LA FACULTÉ
Administration

MM. MAIRET (✶) . . . . DOYEN
SARDA . . . . ASSESSEUR
IZARD . . . . SECRÉTAIRE

Professeurs

Clinique médicale . . . . MM. GRASSET (✶)
                                        Chargé de l'enseign¹ de
                                        pathol. et thérap. génér
Clinique chirurgicale . . . . TÉDENAT (✶).
Thérapeutique et matière médicale . . . HAMELIN (✶)
Clinique médicale . . . . CARRIEU.
Clinique des maladies mentales et nerv. MAIRET (✶).
Physique médicale . . . . IMBERT.
Botanique et hist. nat. méd. . . . . . . GRANEL.
Clinique chirurgicale . . . . FORGUE (✶).
Clinique ophtalmologique . . . . TRUC (✶).
Chimie médicale . . . . VILLE.
Physiologie . . . . HEDON.
Histologie . . . . VIALLETON.
Pathologie interne . . . . DUCAMP.
Anatomie . . . . GILIS (✶).
Clinique chirurgicale infantile et orthop. ESTOR.
Microbiologie . . . . RODET.
Médecine légale et toxicologie . . . . . SARDA.
Clinique des maladies des enfants . . . BAUMEL.
Anatomie pathologique . . . . BOSC.
Hygiène . . . . BERTIN-SANS (H.)
Pathologie et thérapeutique générales . RAUZIER.
                                        Chargé de l'enseignement
                                        de la clinique médicale.
Clinique obstétricale . . . . VALLOIS

Professeurs adjoints: MM. DE ROUVILLE, PUECH, MOURET
Doyen honoraire: M. VIALLETON
Professeurs honoraires: MM. E. BERTIN-SANS (✶), GRYNFELTT
M. H. GOT, *Secrétaire honoraire*

Chargés de Cours complémentaires

Clinique ann. des mal. syphil. et cutanées MM. VEDEL, agrégé.
Clinique annexe des mal. des vieillards . . VIRES, agrégé.
Pathologie externe . . . . LAPEYRE, agr. lib.
Clinique gynécologique . . . . DE ROUVILLE, prof.adj.
Accouchements . . . . PUECH, Prof. adj.
Clinique des maladies des voies urinaires JEANBRAU, agr.
Clinique d'oto-rhino-laryngologie . . . . MOURET, Prof. adj.
Médecine opératoire . . . . SOUBEYRAN, agrégé.

Agrégés en exercice

MM. GALAVIELLE	MM. SOUBEYRAN	MM. LEENHARDT
VIRES	GUERIN	GAUSSEL
VEDEL	GAGNIERE	RICHE
JEANBRAU	GRYNFELTT Ed.	CABANNES
POUJOL	LAGRIFFOUL.	DERRIEN

Examinateurs de la Thèse

MM. RAUZIER, *prof., présid.* | LEENHARDT, *agrégé.*
DUCAMP, *professeur.* | GAUSSEL, *agrégé.*

La Faculté de Médecine de Montpellier déclare que les opinions émises dans les Dissertations qui lui sont présentées doivent être considérées comme propres à leur auteur; qu'elle n'entend leur donner ni approbation, ni improbation

En terminant nos études, nous tenons à remercier tous nos Maîtres pour l'instruction qu'ils nous ont donnée.

A M. le Professeur Rauzier, qui nous a fait l'honneur d'accepter la présidence de notre thèse, nous devons le meilleur de notre instruction médicale.

Nous ne saurons jamais comment lui témoigner nos remerciements et notre profonde estime ; aussi, nous conserverons avec orgueil le souvenir d'avoir été son élève.

Nous dirons, comme tous ceux qui ont eu l'honneur d'avoir été ses élèves, que nul plus que lui ne sait rendre la clinique plus attrayante.

Quel que soit le lieu où nous serons, nous essaierons toujours de mettre en pratique les bons principes que nous avons pu acquérir dans son service.

Nous remercions M. le Professeur agrégé Gaussel, qui nous a inspiré le sujet de notre thèse.

CONSIDÉRATIONS GÉNÉRALES

SUR LE

TABES TROPHIQUE

CHAPITRE PREMIER

Si l'on examine, même rapidement, l'histoire des études qui ont été faites du tabes dorsal, on est amené à remarquer que le tableau général et typique de cette affection fut, dès le début, fixé par Duchenne, de Boulogne, d'une façon extrêmement précise en même temps qu'exacte. Cet auteur détermina, en 1858, une entité morbide dans un fouillis de manifestations cliniques disparates, et ce premier travail eut une valeur définitive qui en fait le point de départ des recherches ultérieures. Les innombrables travaux qui ont depuis été publiés sur le tabes ont eu pour effet, non pas d'infirmer et de détruire ce travail initial, mais de grouper autour de ses éléments schématisés et condensés en types, des notions multiples, plus étendues et plus détaillées. On en est ainsi venu à rattacher à l'*ataxie locomotrice progressive* des états cliniques où l'ataxie ne paraît pas et peut même ne paraître à aucun moment. C'est que l'on a trouvé des éléments symptomatiques plus constants et plus décisifs que l'incoordination musculaire, et qu'il suffit de déterminer ces symptômes ou ces signes pour être autorisé à poser le diagnostic de tabes en dehors des phénomènes d'ataxie.

Un travail analogue s'est fait pour les questions d'étiologie et de pathogénie du tabes. C'est ce que nous allons esquisser brièvement ; nous serons alors amenée à envisager les modifications apportées au tableau clinique et diagnostique, et cela nous conduira au cœur même de notre sujet, qui est, en somme, la forme trophique du tabes.

L'étiologie du tabes est d'abord restée obscure. ; Duchenne ne put incriminer que le refroidissement, les excès sexuels, la fatigue ; on accusa aussi l'alcoolisme, l'hérédité, le traumatisme, etc..., mais Fournier, en 1875, établit une connexion étroite entre le tabes et la syphilis, et cette relation paraît de plus en plus probable, malgré un certain nombre d'observations qui semblent encore la démentir. Par le fait, les autres causes sont ramenées à un rôle plus modeste de causes favorisantes, mais point du tout nécessaires.

En pathogénie, le tabes fut rapporté tout d'abord à la sclérose des cordons postérieurs de la moelle ; puis, il parut qu'il n'y avait là qu'une signature anatomique de la maladie et que le point de départ était ailleurs. Sans entrer dans des détails étrangers à notre plan, nous nous contenterons d'indiquer que la radiculite postérieure semble actuellement devoir être considérée comme la lésion fondamentale du tabes. L'origine exacte de cette radiculite est encore discutée. Nageotte en fait une névrite interstitielle, dont le siège initial serait dans cette zone très limitée, qui sépare le ganglion rachidien du cul-de-sac méningé. P. Marie et Guillain la rattachent à la méningite au niveau des cordons postérieurs. D'autres théories ont été proposées ; le choix entre elles est encore indécis. Un seul point nous servira dans le courant de cette étude, c'est le fait mis en lumière, que les nerfs périphériques sont très souvent fort malades dans le tabes, peut-être comme conséquence éloignée de l'atrophie des racines postérieures (Nageotte).

Des modifications aussi grandes ont été faites dans la symptomatologie clinique de la maladie. D'une part, on a rattaché au tabes des symptômes que Duchenne ne lui avait pas attribués et, d'autre part, la valeur des divers symptômes a été modifiée. Les symptômes cardinaux ne sont plus l'ataxie, les douleurs fulgurantes, les anesthésies cutanées. Ce sont là des signes très fréquents, le diagnostic s'impose quand on les constate, mais ils peuvent manquer et cependant le diagnostic reste ferme quand on constate le signe de Westphal ou abolition du réflexe rotulien, le signe de Romberg, ou instabilité dans l'obscurité, le signe d'Argyll-Robertson, ou abolition du réflexe pupillaire à la lumière ; — enfin, les troubles de la sensibilité profonde (Grasset).

Suivant les symptômes qui se groupent autour de ces éléments cardinaux, on peut déterminer des formes cliniques qui semblent, à première vue, extrêmement dissemblables, mais où cependant l'unité anatomique existe et entre lesquelles se rencontrent de nombreux intermédiaires qui les rattachent les unes aux autres.

Les grandes divisions généralement admises d'après les symptômes subjectifs les plus apparents, groupent les cas en formes *sensitives* (douleurs fulgurantes, troubles sensoriels), formes *motrices* (ataxie, paralysies...), formes *viscérales* (crises gastriques, intestinales... c'est une variété de la forme sensitive). Dans chaque groupe, les cas sont classiques, riches en symptômes typiques ou frustes, avec symptômes peu nombreux ou anormalement prédominants. C'est à ce groupe des tabes frustes que se rattachent la plupart des cas décrits sous le nom de *tabes trophique*.

Les troubles trophiques constituent des symptômes fréquents dans le tableau classique du tabes, et ils y sont connus depuis longtemps. Mais, en général, ils constituent des phénomènes surajoutés, des petits symptômes que l'on note dans une description, pour faire un tableau clinique complet, mais non pas pour en tracer les lignes essentielles. Le diagnostic est facilement posé sans tenir compte d'eux et on ne compte guère sur eux pour l'infirmer ou le confirmer.

Dans les cas décrits sous le nom de *tabes trophique*, ces troubles prennent une importance plus considérable. Cela est dû en général à ce qu'ils s'associent en plus grand nombre qu'à l'ordinaire sur un même malade, et qu'ils constituent par leur importance subjective les symptômes qui attirent le plus l'attention. Mais de l'examen de ces cas nous avons tout de suite retiré cette impression qu'il importait de classer les malades en deux groupes.

Dans le premier groupe, qui sera le plus nombreux, nous mettrons les malades atteints de tabes confirmé, et qui, en plus, présentent des troubles trophiques multiples, ou spécialement importants au point de vue subjectif ou objectif. C'est le groupe des tabétiques chez qui le diagnostic est posé indépendamment de l'existence des troubles trophiques.

Dans le second groupe, nous rangerons les malades chez qui les troubles trophiques ont fait déceler le tabes ; chez qui ils ont été les premiers symptômes remarqués — ce qui ne signifie d'ailleurs pas qu'ils soient les premiers signes réalisés. Ces troubles trophiques font partie de ce qu'on a pu appeler « la période des spécialistes » dans le tabes : c'est dire qu'ils sont souvent constatés en premier lieu par le chirurgien, le dermatologue, quelquefois par le dentiste — le stomatologue.

Notre intention est d'étudier brièvement ces deux groupes, et surtout le second. Les troubles trophiques du tabes confirmé ont été l'objet de travaux très nombreux, et ce serait excéder de beaucoup les limites de cette thèse que d'en faire une étude détaillée ; nous nous bornerons donc à un aperçu sommaire.

Nous donnerons, au contraire, plus de développement à la description des troubles trophiques en tant que révélateurs du tabes. Nous indiquerons ceux qui jouent plus spécialement ce rôle de dénonciateurs ; nous chercherons s'ils tirent de leur origine tabétique une pathogénie spéciale, et des caractères qui puissent les faire distinguer de lésions voisines et, par renversement des termes, nous en déduirons leur valeur séméiologique ; ce qui nous permettra d'établir comment on passe de leur constatation au diagnostic de tabes.

CHAPITRE II

LES TROUBLES TROPHIQUES DU TABÈS CONFIRMÉ

La description classique du tabes en divise l'évolution en trois périodes : la période des douleurs ou préataxique, la période d'ataxie, la période de paralysie ou de cachexie. En réalité, ce n'est guère là qu'une commodité de description ; on peut dire que, dès que quelques douleurs ou crises viscérales ont suscité un examen complet et, par suite, ont fait découvrir les signes de Romberg, de Westphal, d'Argyll, le diagnostic de tabes est confirmé quels que soient les autres signes associés.

Il est donc depuis longtemps classique que chez les tabétiques confirmés, on voit se produire, dans un grand nombre de cas, des troubles trophiques. Ceux-ci sont très variables comme importance et comme nombre. Quand ils dominent le tableau clinique, au moins en apparence, quand ils sont multiples, on dit habituellement qu'on a affaire à un tabes trophique.

Leur date d'apparition au cours de la maladie est très variable, et c'est là le point sur lequel nous insisterons dans le prochain chapitre, ils peuvent être très précoces, et être la première manifestation *constatée* de la maladie.

Ces troubles trophiques peuvent frapper des appareils divers ; la fréquence relative de chacun d'eux est très

variable. Nous nous proposons de les grouper suivant le
système organique qu'ils frappent, de rappeler pour chacun la fréquence de leur production. Nous verrons ainsi
successivement les troubles trophiques de la peau, des muqueuses, de leurs annexes et des tissus sous-cutanés ; ceux
de l'appareil locomoteur, ceux de l'appareil circulatoire.

1°) *Appareil tégumentaire.* Troubles superficiels :

Dans les régions sillonnées par les douleurs fulgurantes,
face, thorax, membres, il est assez fréquent de voir, à la
suite de celles-ci, des *éruptions cutanées* variées, d'ailleurs
passagères. C'est ainsi que l'on a pu constater des vési-
cules d'herpès ; de l'ecthyma, c'est-à-dire des vésico-pus-
tules qui évoluent en six ou huit jours en se couvrant de
croûtes ; des traînées roses et surélevées d'urticaire avec
les démangeaisons caractéristiques. Strauss a vu de véritables ecchymoses cutanées à la suite de douleurs fulgurantes ; ces ecchymoses se font quelquefois par petites
taches et simulent le purpura ; les tabétiques ont d'ailleurs
une tendance aux hémorragies (Brissaud). On a également observé les taches hypo et hyperpigmentées du viti-
ligo, la desquamation épidémique abondante de l'ich-
tyose.

Sainton et Ferrand (1) ont publié une observation de
« Varicosités généralisées et symétriques chez une tabétique ». Les taches cutanées produites ressemblaient à
celles de la couperose. Les auteurs considèrent cette lésion comme un trouble trophique.

Les lésions cutanées peuvent siéger sur le territoire
d'un nerf ou d'une racine, en particulier sur le thorax et
donner l'apparence de zona (Brissaud).

Dans d'autres cas, la couleur de la peau n'est pas mo-

_____

(1) Sainton et Ferrand. — *Encéphale*, novembre 1907

difiée, mais il s'y fait un épaississement œdémateux soit passager, soit durable (Buzzard) et qui peut aboutir à la production d'éléphantiasis. Il n'y a cependant, ni dans la circulation locale, ni dans l'état du cœur ou des reins de lésions qui motivent cet œdème. Cet œdème reste généralement indolore, et ce n'est que par hasard qu'il est constaté (Oulmont et Gilbert).

Les lésions précédentes peuvent être considérées autant comme des troubles vasomoteurs que comme de véritables troubles trophiques ; en voici maintenant qui s'en distinguent, soit par l'existence de pertes de substance, soit par la production de lésions durables.

Parmi celles-ci nous rangerons d'abord les lipomes circonscrits, que Mathieu croit pouvoir, dans quelques cas, rattacher au tabes, et la lipomatose multiple symétrique de Schepkasso ; mais ce sont là des curiosités exceptionnelles.

Dans les lésions avec perte de substance, nous mettrons d'abord les cas de gangrène spontanée décrits par Joffroy, et les cas plus fréquents de gangrènes succédant à de menus traumatismes ou à un état de compression modérée comme dans les cas de décubitus ; mais ce groupe comprend surtout les très nombreuses lésions connues sous le nom de maux perforants et qui constituent des troubles profonds.

Le siège des maux perforants est, soit cutané, soit muqueux ; les premiers sont plus fréquents ; on peut les rencontrer sur tous les points de l'organisme, mais en fait, il n'y a qu'à s'occuper que des maux plantaires, sacrés, faciaux ; quant aux cas de maux perforants muqueux, c'est dans la cavité buccale ou nasale qu'on les observe.

Le *mal perforant plantaire* est de beaucoup le plus fréquent de tous ; c'est aussi un des troubles trophiques qui apparaissent le plus tôt dans l'évolution de la maladie. Habituellement unique, il peut être multiple, soit qu'il frappe les deux pieds, soit qu'un seul pied présente plusieurs lésions. Le siège d'élection est le talon antéro-interne du pied, c'est-à-dire la face plantaire de la première articulation métatarso-phalangienne, mais on peut le trouver aussi sous le talon antéro-externe, ou sous le talon postérieur. Il débute par un durillon qui s'ulcère en une petite plaie circulaire sécrétant peu, paraissant d'autant plus profonde que ses bords sont calleux et épais, et qui d'ailleurs se creuse lentement mais progressivement jusqu'à ouvrir au dehors l'articulation métatarso-phalangienne. Tantôt cette ulcération est complètement indolore et même ses bords sont anesthésiés, tantôt elle est le siège de douleurs spontanées analogues à des brûlures. Cette ulcération peut cicatriser, puis récidiver, son évolution est capricieuse et ne peut être prévue d'avance.

C'est une lésion analogue, mais de siège et surtout d'étendue différente que Crouzon a décrite sous le nom de « mal perforant de la région sacrée ; caverne sacrée ».

Enfin, le revêtement cutané de la face peut être aussi le siège de maux perforants comme l'a montré Poirier dans sa thèse, où il en rapporte quatre observations. Ces ulcérations siègent sur les oreilles ou sur l'angle nasogénien ; elles sont arrondies, rouges, vernissées ; le fond est inégal, très peu suintant, sans bourgeons charnus. Les bords sont nets, taillés à pic, non indurés. Autour de cette ulcération, il ne se fait aucune réaction locale. Il semble que ces maux perforants de la face ont tendance à se localiser

---

(1) Crouzon. — Conf. de Cliniq. de l'Hôtel-Dieu, 1906
(2) Poirier. — Th. Paris, 1901-1902, n° 457.

d'une façon symétrique. Ils sont indolores et ne donnent lieu à aucun trouble fonctionnel.

Ce qui fait l'unité de ces maux perforants, c'est surtout l'aspect net et circonscrit des lésions avec l'absence de troubles locaux de voisinage. Le passage des tissus sains à la zone d'élimination par nécrose moléculaire se fait brusquement sans transitions. Un autre signe frappant est l'absence fréquente de douleurs spontanées ; non seulement le processus lui-même est indolore, mais il n'est pas suivi de complications aiguës (telles qu'une infection... lymphangite, phlegmon), à réaction douloureuse.

Avant de décrire les maux perforants muqueux qui se rattachent logiquement aux précédents, nous allons, pour en finir avec la peau, décrire certains troubles trophiques de ses annexes.

On a décrit des changements de couleur des poils, dans les régions où se font les douleurs fulgurantes, ou encore des cheveux, mais cela n'est guère qu'une curiosité. Ce qui est plus intéressant, et plus fréquent, c'est la *chute des ongles* et leur dystrophie. Bonieux (1) dans sa thèse, constate que le gros orteil est le plus souvent atteint. Il se fait d'abord fréquemment une ecchymose sous-unguéale cependant qu'il y a un peu de douleur, ou mieux d'engourdissement, puis l'ongle se détache et tombe comme tomberait une croûte d'ecthyma sans qu'il y ait au-dessous de lui d'ulcération. L'ongle repousse en général irrégulier, friable, et quelquefois le processus se répète. Dans d'autres cas les ongles deviennent épais, rugueux, irréguliers, se fendillent et s'écaillent, les épaississements s'élèvent en cône à la partie moyenne, ou bien l'extrémité se recourbe en griffe (onychogryphose).

---

(1) Bonieux. — Chute des ongles, Th. Paris, 1883.

Passons maintenant aux cavités muqueuses, et revenons
au groupe des maux perforants. On les observe presque
uniquement dans les cavités de la face et principalement
à la voûte du palais. Il peut exister cependant des ulcérations de même nature sur la muqueuse des fosses nasales
ou sur les piliers du voile.

Le *mal perforant buccal* tabétique a été étudié par Baudet (1), qui en publie sept cas. Il est habituellement précédé de troubles dentaires et de lésions du rebord alvéolaire (voir plus loin). Il débute par une ulcération de la
muqueuse. Cette perte de substance se fait sur la muqueuse de la voûte palatine, non point au centre, mais au
voisinage du rebord alvéolaire, au niveau des molaires
presque toujours. L'ulcération est arrondie ou ovalaire
à grand axe antéro-postérieur ; elle est nette, bien circons-
crite et gagne en profondeur vers le squelette sous-jacent.
L'os est atteint sur la même étendue que la muqueuse ; il
se raréfie et se résorbe, donnant lieu à une cavité dans la-
quelle peut s'engager le doigt et qui conduit, soit dans les
fosses nasales, soit dans le sinus maxillaire. La perforation tabétique se distingue de la perforation syphilitique
beaucoup plus fréquente par son indolence complète et par
son siège latéral, enfin par les troubles alvéolo-dentaires
qui l'accompagnent et très souvent la précèdent.

Bien que ces troubles dépendent de lésions osseuses, il
nous semble plus profitable de les décrire ici aussitôt
après le mal perforant buccal qui les accompagne le plus
souvent.

Le premier de ces troubles, et celui qui frappe le plus
l'imagination des malades, est la *chute rapide des dents.*

_____

(1) Baudet. — Mal perforant buccal, Th. Paris, 1898.

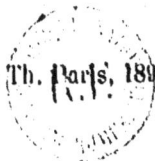

2

Sans raison apparente le malade perd, généralement en
très peu de temps, un nombre plus ou moins considérable
de dents, qui peuvent être saines et se détachent sans douleur, sans qu'il soit nécessaire d'exercer aucune traction.
Ce trouble siège à l'une ou l'autre arcade dentaire, il peut
se distribuer irrégulièrement, ou frapper toute la den-
ture, comme chez un malade de Gaucher qui en perdit
quatorze en une semaine, puis les autres successivement.
Chez un malade de Grenier de Cardenal, toute la mâchoire
supérieure fut dégarnie en six mois, cependant que l'inférieure restait indemne. A cette chute des dents succède
un travail d'atrophie du rebord alvéolaire. Ou bien il y a
résorption moléculaire sans ulcération ni séquestre, et le
rebord s'abaisse et s'aplanit au niveau de la voûte palatine (Gaucher et Touchard, Gaucher et Dobrovici) ou bien
il se fait une ulcération du type mal perforant et par la-
quelle s'éliminent des lamelles osseuses (Grenier de Cardenal) ou des séquestres plus ou moins volumineux (Gaucher et Bory, Rispal et Bauby). Ces ulcérations aboutissent à créer une communication entre la cavité buccale et
les fosses nasales ou le sinus maxillaire.

2°) *Appareil locomoteur*. — Les troubles trophiques
de l'appareil locomoteur portent sur les articulations, sur
les muscles.

Les os sont le siège d'un processus d'ostéite raréfiante
jointe à une modification chimique de la portion dure. Il
en résulte une fragilité très grande, d'où production de
fractures dites spontanées, c'est-à-dire occasionnées par
des traumatismes absolument minimes. C'est ainsi que
l'effort nécessaire pour mettre son soulier peut suffire à
fracturer le fémur d'un tabétique (Tédenat). Ces fractures
se présentent habituellement aux membres inférieurs ; on
les a aussi observés sur les vertèbres. Le processus de ra-

réfaction et-atrophie des maxillaires que nous avons indiqué plus haut est tout à fait analogue. Cliniquement, ces fractures se caractérisent par l'atténuation remarquable des signes classiques : la douleur est nulle et d'ailleurs la sensibilité osseuse est abolie sur l'os fracturé (abolition de la sensibilité profonde (Grasset) ; il n'y a pas de réaction locale, pas d'épanchement, la crépitation est très atténuée. Dans bien des cas, spécialement pour les fractures du pied, le diagnostic n'est posé que par la radiographie : témoin un cas d'Oulmont et Gilbert (1), où le malade était venu consulter pour un œdème de la jambe et où la radiographie montra l'existence d'une fracture spontanée latente des deux calcanéums. Ces fractures se consolident en général avec rapidité, mais avec un cal vicieux par exubérance ; les cas de non-consolidation ne sont toutefois pas exceptionnels.

Les fractures spontanées tabétiques sont assez fréquentes, mais les arthropathies le sont encore plus, et sont vraisemblablement le trouble trophique le plus fréquent du tabès.

Les arthropathies s'observent dans 5 à 10 pour 100 des cas de tabes (Dujarier) (2). Elles sont précoces presque toujours dans la période préataxique et d'ailleurs spécialement liées aux formes à prédominance sensitive. Le traumatisme est certainement une cause localisatrice de l'arthropathie. Cliniquement, ces arthropathies se caractérisent par la rapidité de leur production, leur indolence complète, la mobilité exagérée qu'elles permettent (alors que toutes les autres arthropathies limitent les mouvements) ;

---

(1) Oulmont et Gilbert. — Soc. de Neurol., mars 1907.

(1) Dujarier. — Article : Arthropathies tabétiques du Nouveau Traité de Chirurgie, tome VII (bibliographie à consulter).

par l'état éléphantiasique fréquent du membre. Tantôt il y a atrophie des extrémités osseuses, et cela quelquefois à un degré inimaginable, tantôt, au contraire, il y a augmentation de volume, surtout apparente d'ailleurs et due à l'infiltration des tissus péri-articulaires. Les lésions osseuses peuvent se résoudre et disparaître, ou bien leur persistance fait du malade définitivement un infirme. Les complications consistent en hémarthroses, assez fréquentes, et en suppuration à la suite d'infection par voie sanguine.

Au niveau du pied, il se fait des lésions complexes d'ostéopathies et d'arthropathies qui aboutissent à ce que Charcot et Féré ont appelé, en 1883, le *pied tabétique*. En général, il y a augmentation de volume du bord interne du pied avec suppression de la voûte plantaire et saillie dorsale du tarse antérieur ; le pied paraît raccourci. Presque toujours le pied tabétique porte un mal perforant plantaire.

Les *muscles* peuvent être frappés dans leurs tendons qui se rompent spontanément, ou dans leur corps qui s'atrophie. L'*atrophie musculaire* est peut-être encore plus fréquente que les arthropathies (8 à 20 0/0, suivant les auteurs). Elle se produit tardivement, à l'inverse de celles-ci, débute aux extrémités et remonte symétriquement vers la racine du membre. Les muscles atteints cèdent à l'action des antagonistes moins touchés, d'où production d'attitudes vicieuses ; dans beaucoup de cas d'ailleurs, outre l'atrophie, il y a un certain degré de paralysie. Les attitudes vicieuses sont tardivement fixées par rétraction. Au membre inférieur elles donnent en général un *pied bot tabétique* fixé en varus équin, et qu'il ne faut pas confondre avec le pied tabétique dont nous venons de parler. Chrétien et André-Thomas ont publié en 1898 un cas remarquable par la précocité du symptôme amyotrophie, par la rapidité évolutive de cette atrophie prédominant sur tous les autres symptômes et amenant une cachexie mortelle en quelques mois.

3°) *Appareil circulatoire.* — Nous avons déjà dit que l'on pouvait rattacher aux troubles trophiques du tabes les troubles vasculaires observés dans le tégument (ecchymoses, purpuras, œdèmes, varicosités). Brissaud a insisté sur la tendance qu'ont les tabétiques à faire des hémorragies, telles, par exemple, les hémarthroses, et sur leurs associations avec des œdèmes. Tout cela témoigne des troubles trophiques qui frappent les petits vaisseaux.

Trouble trophique enfin, d'après Grasset, d'après Teissier, que les perforations qui fenêtrent quelquefois les valvules sigmoïdes de l'aorte et que l'on a pu appeler *mal perforant des valvules.* L'origine tabétique de ces cas est d'ailleurs discutée et bien souvent, d'autre part, c'est par un autre mécanisme que se produit l'insuffisance aortique fréquente chez les tabétiques.

4°) *Pathogénie des troubles trophiques.* — Nous nous bornerons à résumer en quelques lignes les opinions les plus accréditées sur cette pathogénie.

Tout d'abord, disons que ces troubles ne sont pas dus directement à la syphilis. Les ulcérations, les maux perforants, les arthropathies ou ostéopathies syphilitiques ont toujours des caractères de réaction locale et de sensibilité douloureuse qui manquent aux manifestations tabétiques, de plus elles sont très favorablement influencées par le traitement spécifique.

Les hypothèses faites de localisation des centres trophiques dans la moelle (cornes antérieures ou postérieures) ont toutes été mises en défaut par des examens anatomiques inconciliables. La théorie qui soulève le moins d'objections est celle de la *névrite périphérique.* Pour l'amyo-

trophie, la chose paraît certaine de par la symptomatologie, l'évolution et les lésions anatomiques constatées ; il en
est de même pour les maux perforants toujours superpo-
sés à des zones d'anesthésie. Pour les arthropathies, il y
a plus d'indécisions. Certains auteurs tendent à admettre
que la lésion de l'arc réflexe trophique aboutissant à « l'a-
taxie de la nutrition » (Grasset) ostéo-arthropathique, se
fait au niveau de la branche centripète de l'arc et non au
niveau de la branche centrifuge. Pour les articulations, il semble qu'un facteur important tienne, en effet, à
la suppression de la sensibilité profonde, d'où résultent
les menus traumatismes tels que distorsion ligamentaire,
excès de pression réciproque des extrémités osseuses.

5°) *Les associations de troubles trophiques.* — Nous
avons analysé les divers troubles trophiques qui peuvent
se produire au cours du tabes, à titre d'accidents isolés.
Nous voulons maintenant attirer l'attention sur la coexis-
tence de plusieurs de ces troubles chez le même tabétique,
ce qui spécialement dans les cas de tabes fruste permet de
prononcer le nom de tabès trophique. En effet, dans ces
cas, les signes évidents, ceux par lesquels l'attention du
malade est surtout attirée sont des signes trophiques et les
symptômes classiques passent au second plan. Pour pré-
senter ces cas, il nous a semblé qu'il suffirait d'en énumé-
rer quelques-uns, choisis dans la littérature neurologique
contemporaine. (Certains de ces cas seront repris dans le
chapitre suivant pour appuyer notre argumentation.)

Voici d'abord nos deux cas inédits (voir le détail des
observations plus loin) : I. Chute des dents ; dystrophie
des ongles et chute d'un ongle de la main ; mal perforant
plantaire ; escarre fessière ; amyotrophie des membres inférieurs. II. Chute d'un ongle du pied, chute de cinq dents,
ulcérations bilatérales des pavillons de l'oreille, mal per-

forant plantaire, escarres sacrées et trochantériennes, amyotrophie des membres inférieurs.

OULMONT et GILBERT (*Soc. de Neur.*, mars 1907) : œdème indolore des jambes, fracture des deux calcanéums, spontanée et latente.

RAYMOND (*Bull. méd.* 1906.) Série de maux plantaires.

GAUCHER et TOUCHARD (*Soc. Franç. de Derm. et Syph.* 1905 : Chute des dents ; fistule palatine ; atrophie en masse du rebord alvéolaire.

GAUCHER et DOBROVICI (*Gaz. Hôp.*, 1905) : Chute de toutes les dents supérieures qui étaient saines ; résorption du rebord alvéolaire ; plus tard, trois maux perforants plantaires.

DELAY (*Lyon Méd.*, 1904) : Fractures spontanées du col du fémur et de la crête iliaque ; hydarthrose du genou.

RISPAL et BAUBY (*Toulouse Méd.*, 1902) : Arthropathie successive des deux hanches ; chute des dents ; nécrose du maxillaire supérieur ; ulcération de la muqueuse gingivale ; fractures spontanées des côtes.

GOURCE (*Rev. de Stomat.*, mars 1908) : Mal perforant plantaire ; chute de toutes les dents de la mâchoire supérieure ; maux perforants buccaux avec, à droite, perforation du sinus maxillaire.

Nous conclurons donc qu'il est assez fréquent de voir au cours d'un tabès confirmé, se développer simultanément ou successivement plusieurs troubles trophiques, et que de l'examen de ces cas on peut tirer des éléments importants pour le diagnostic de ces troubles, en dehors du tabès confirmé.

CHAPITRE III

LES TROUBLES TROPHIQUES SIGNES RÉVÉLATEURS DU TABES

Le tableau clinique du tabes comporte deux ordres d'éléments distincts : les symptômes apparents, qui frappent le malade ou s'imposent à un examen, même superficiel (ataxie, douleurs fulgurantes ou crises viscérales), et des signes qu'il faut chercher par des manœuvres spéciales auxquelles on n'est conduit bien souvent que lorsque l'hypothèse de tabes s'est déjà présentée à l'esprit (signes d'Argyll, de Romberg, etc.). Toutes les tentatives seront donc justifiées, qui auront pour but d'enrichir la seconde classe des symptômes : la classe de ceux qui doivent faire penser au tabes. C'est ce que nous voudrions faire en insistant sur le rôle révélateur des troubles trophiques.

Le tabes est vraisemblablement constitué déjà en partie quand il commence seulement à se révéler, et il comporte sans doute dans son évolution une période qui reste latente, non par manque de signes, mais parce qu'on n'a pas l'occasion de mettre ceux-ci en lumière. Et cependant, il est possible que l'établissement d'un diagnostic de plus en plus précoce permette enfin à la thérapeutique d'apporter un secours efficace aux malheureux tabétiques. On doit donc s'attacher à dépister le tabes au plus tôt.

Sans doute, les traités classiques disent que les trou-

bles trophiques du tabes, ou tout au moins certains d'entre
eux, peuvent se produire d'une façon tout à fait précoce,
mais il nous a paru qu'ils n'insistaient pas suffisamment
sur le *rôle révélateur* de ces troubles trophiques.

Notre intention est de relever, d'après nos observations
inédites, et d'après quelques-unes prises dans les publi-
cations récentes, quels sont les troubles trophiques qui
marquent la période initiale du tabès ; étudier de plus
près leur symptomatologie pour en faire le diagnostic, et
conclure de là à leur valeur séméiologique ; voir enfin comment, de la constatation de ces symptômes, on peut remon-
ter au diagnostic du tabes.

Nous grouperons les cas suivant l'ordre où nous avons
rangé les divers troubles trophiques.

Œdème. — Dans le cas d'Oulmont et Gilbert (Soc. de
Neur., mars 1907), le malade fut amené à consulter ces auteurs par l'apparition d'un œdème subit et indolore des
membres inférieurs. Aucune cause apparente ne fut trou-
vée ; une radiographie montra une double fracture des
calcanéums au point d'insertion des tendons d'Achille.
Cette fracture était spontanée et put être retrouvée dans
les antécédents du malade. Celui-ci ayant eu la syphilis
douze ans avant, on chercha à dépister un tabes fruste,
et successivement on vit se produire la lymphocytose du
liquide céphalo-rachidien, l'Argyll, l'abolition du réflexe
rotulien, puis de l'achilléen. A aucun moment il n'y eut
d'ataxie.

Nous ne pensons pas que l'œdème ait quelque valeur
séméiologique dans ce cas ; après l'exclusion des grandes
causes médicales, comme le cœur ou le rein, et des causes
locales chirurgicales comme la présence de varices, d'une
fracture de la jambe, d'une compression vasculaire, c'est
en réalité dans l'observation ci-dessus la double frac-

ture spontanée et latente qui attira l'attention sur le diagnostic du tabes.

Chute des ongles. — Elle se fait spontanément, sans
traumatisme préalable et sans douleurs ; elle est précédée souvent d'ecchymoses sous-unguéales et de dystrophie
de l'ongle, qui s'épaissit, se fendille, s'écaille. Ces accidents — en dehors du traumatisme — ne se rencontrent
guère que dans les névrites et les maladies de la moelle
à tendance dystrophique, comme la syringomyélie, où ils
s'accompagnent de panaris de Morvan. Ils doivent donc
faire chercher les symptômes des affections médullaires
et conduiront ainsi à démasquer le tabès. Voici une observation où la chute des ongles a été le premier signe trophique observé, et où le diagnostic de tabès ne fut posé
que plus tard.

OBSERVATION PREMIÈRE.

Inédite (Due à l'obligeance de M. le professeur Gaussel)

V. F..., homme de 34 ans, entré le 28 mars 1906 à la
salle Fouquet. Ce malade a fait, il y a un mois et demi,
une chute brusque, sans douleur et sans perte de connais-
sance. Etant resté au lit deux jours, il constate à son le-
ver la sensation de « marcher sur du coton ». Il n'a pas
de douleurs fulgurantes.

Depuis quatorze mois, troubles du sphincter vésical ; il
s'est produit de l'incontinence indolore, non précédée de
période de rétention.

Il y a deux mois, chute de l'ongle du gros orteil gauche ; il y a un mois, sans aucune douleur, sont tombées
en quelques jours cinq dents, et depuis il articule mal.

Il nie avoir jamais eu syphilis ou blennorrhagie.

Examen du système nerveux. — *Motilité.* — Ce malade
soulève assez bien les jambes isolément, mais mal ensemble. Il n'y a pas d'ataxie des mouvements.

Sensibilité. — Elle est abolie aux membres inférieurs
pour le contact et la douleur ; l'anesthésie à la transfixion
est absolue. La sensibilité est conservée au ventre et aux
membres supérieurs. Il y a de l'hypotonie, le signe de
Fränkel à la hanche. Le sens musculaire est conservé, et
le malade ne perd pas ses jambes.

Réflexes. — Le rotulien et l'achilléen sont abolis ; le
réflexe musculaire du fessier droit est très marqué, le
réflexe tendineux également (par percussion du sacrum).
Ils sont conservés aux membres supérieurs.

On note du côté des yeux : nystagmus dans le regard
latéral.

Démarche. — Le malade marche les jambes écartées,
en regardant ses pieds, mais il ne jette pas ses jambes.

Troubles trophiques. — Outre la chute des dents et celle
de l'ongle du gros orteil, le malade présente des ulcérations sur le pavillon de l'oreille des deux côtés, plus marquées à gauche. Il existe un mal perforant plantaire sur
l'articulation métatarso-phalangienne du gros orteil droit,
de petites escarres trochantériennes à gauche et sacrées,
de l'amyotrophie des membres inférieurs, surtout à gauche.

Ponction lombaire. — Il y a hypertension ; le·liquide
coule très vite. La cyto-réaction est nettement lymphocytaire.

En mars et en juin, on observe deux crises gastriques
très violentes, avec anesthésie gastrique à la pression profonde.

Le malade quitte l'hôpital à la fin du mois de juin sans

beaucoup d'amélioration, malgré le traitement mercuriel et le traitement électrique. Les troubles trophiques sont restés stationnaires.

On nous objectera que, dans ce cas, des troubles fonctionnels vésicaux ont précédé les troubles trophiques. Soit, mais nous ferons remarquer que c'est encore un accident postérieur qui a déterminé ce malade à se faire examiner ; rien ne prouve qu'au début de ses troubles trophiques on n'aurait pas déjà pu poser le diagnostic de tabes.

Gangrènes, escarres. — Le tabès débute exceptionnellement par des phénomènes de cet ordre. Crouzon (Conférences de Cliniq. Méd., Hôtel-Dieu, 1906) en a décrit un cas où s'était formé un vaste mal perforant sacré, méritant le nom de caverne. Il fait remarquer que cette perte de substance ne répondait pas au point d'appui du décubitus. D'ailleurs, cliniquement, le diagnostic de tabes ne fut pas porté et fut révélé seulement par l'autopsie. Nous pensons que, dans un cas semblable, on devrait chercher à établir l'absence de paraplégie ou d'hémiplégie, à vérifier si des conditions mécaniques (de décubitus) n'entretiennent pas l'ulcération, à déterminer l'existence de troubles de sensibilité sur l'ulcération et dans son voisinage. Dans nos deux observations inédites sont notées, au cours de l'évolution, des ulcérations du même siège.

Mal perforant plantaire. — C'est un accident décrit fréquemment à la période pré-ataxique ; il est de ceux que l'on rencontre avant tout autre symptôme. Le diagnostic en est facile avec les ulcérations syphilitiques ou tuberculeuses, ainsi qu'avec les épithéliomas ulcérés, surtout à cause de la netteté de sa limitation et du minimum de sécrétions qui s'y produit. Au point de vue étiologique, le mal perforant doit faire chercher : l'artério-sclérose, ou une artérite du membre inférieur, le diabète, la paralysie générale, enfin, le tabes. Son aspect est le même dans ces diverses maladies et c'est en dehors de lui qu'il faut chercher des éléments de diagnostic.

Raymond (Bulletin médical, 1906) fut amené à poser un diagnostic de tabes par la constatation d'une série de maux perforants plantaires. La symptomatologie de ce cas resta d'ailleurs fruste. Dans notre deuxième observation inédite nous verrons le mal perforant plantaire succéder à la chute des dents et aux troubles des ongles assez longtemps avant l'apparition des douleurs en ceinture et des crises viscérales.

Dans une observation de Gaucher et Dobrovici, nous verrons un tabes décelé par la chute des dents, confirmé par des douleurs fulgurantes s'accompagner ensuite dans sa période de début de trois maux perforants plantaires.

Chute des dents et Mal perforant buccal. — Nous avons trouvé plusieurs observations, où la chute des dents suivie ou non de mal perforant buccal fut le premier signe du tabes. Les dents tombent sans être malades. Dans certains cas, le processus est celui de la polyarthrite dentaire expulsive avec déchaussement des dents, formation de pus dans l'alvéole, déviation, allongement et ébranlement des dents ; l'intervention d'un élément infectieux est net. Ce tableau s'observerait assez souvent chez les tabétiques, mais c'est surtout au diabète qu'il doit faire penser. — Dans le tabes en effet, c'est plutôt l'ostéoporose du maxillaire qui est en cause et qui donne un aspect typique à la chute des dents : dans la zone de raréfaction, et c'est souvent toute une arcade dentaire, les racines sont abandonnées par les parois alvéolaires. Elles tombent parce que plus rien ne les soutient, et cela se fait sans douleurs, sans gêne, sans phénomène infectieux, avec une rapidité quelquefois déconcertante.

Une fois les dents tombées, il est rare que le processus atrophique en reste là. Le mal perforant buccal se creuse par ulcération de la muqueuse gingivo-palatine, ou quelquefois gingivo-jugale, par résorption du rebord alvéolaire qui est ramené sur le plan de la voûte palatine, et qui peut même, avec ou sans formation de séquestres, aboutir à la perforation de la voûte palatine.

Quels sont les diagnostics à poser ? Si la chute des dents se fait avec phénomènes inflammatoires et avec douleurs légères, il faut plutôt penser au diabète, sinon au tabes. Les ulcérations gingivales peuvent être syphilitiques. Ici, ce qu'on appelle les notions étiologiques ne servent à rien, puisque les tabétiques présentent très souvent dans leurs antécédents une syphilis avouée. Il faudra plutôt tenir compte de l'absence de tuméfaction gommeuse préalable, de l'anesthésie de la muqueuse ulcérée, du résultat du traitement spécifique. Danlos et Lévy Fränkell ont publié un cas (Soc. Méd. Hôp. Paris, juin 1908), où s'associaient des lésions syphilitiques en activité et un mal perforant buccal tabétique, trente ans après le chancre. Le traitement spécifique permit de dissocier ce qui dépendait directement de la syphilis de ce qui se rattachait au tabes.

Les ulcérations tuberculeuses sont très douloureuses ; leurs bords sont pâles, amincis, décollés ; leur contour est festonné et non pas nettement arrondi.

Les ulcérations néoplasiques ont pu quelquefois faire hésiter le diagnostic. Danlos et Blanc ont présenté à la Société Médicale des Hôpitaux, en janvier 1908, un cas classique de tabes trophique où les lésions du sillon gingivo-jugal formaient une végétation dure, qui aurait été considérée comme néoplasique si elle n'avait été bilatérale et symétrique, et siège de troubles de la sensibilité.

La résorption du rebord alvéolaire, aboutissant ou non à la perforation du sinus maxillaire, semble toujours liée au tabes, à la condition *qu'il n'y ait pas eu de phénomènes infectieux* pour expliquer la chute des dents (Cruet), sinon il faut penser au diabète et quelquefois à la syphilis. C'est presque toujours celle-ci qui est en cause lorsque la perforation atteint la voûte palatine vers la ligne médiane et non le rebord alvéolaire.

Voici quelques observations où la chute des dents et le mal perforant buccal furent des premiers signes du tabes.

OBSERVATION II

Recueillie par nous dans le service de notre maître M. le professeur Carrieu

A. R..., homme de 55 ans, entre à la salle Combal le 31 janvier 1910. Il se plaint de crises douloureuses à l'estomac et dans les reins. Ces crises s'accompagnent de vomissements et durent un ou deux jours. Cette douleur est forte ; elle est constrictive, en ceinture à la base du thorax, et gêne la respiration.

Dans ses antécédents, cet homme avoue la syphilis ; il y a dix-huit ans qu'il a eu le chancre ; il en a été soigné dans un hôpital. Il a eu, un an après, un iritis à l'œil gauche.

Début de la maladie. — Il y a deux ans, le malade a perdu successivement et sans aucune douleur cinq dents. Au même moment, il s'est aperçu que ses ongles se fendillaient, devenaient épais et irréguliers. L'ongle de l'index gauche est tombé. Plus tard, il est survenu sous le talon antéro-interne du pied droit un mal perforant qui a duré un mois, puis s'est cicatrisé.

Ce n'est que plus tard qu'ont apparu les douleurs en ceinture, des douleurs fulgurantes, l'atrophie des membres inférieurs.

Etat actuel. — Nous avons déjà indiqué les crises gastriques. Dans leur intervalle, le malade digère bien ; il n'a ni constipation, ni diarrhée. Douleurs fulgurantes, surtout nocturnes, dans les bras, le thorax, les membres inférieurs, empêchant le sommeil.

Sensibilité objective. — Pas de troubles de la sensibilité cutanée au contact et à la douleur ; pas d'anesthésie de la plante des pieds. La sensibilité profonde est émoussée.

Motilité. — La force musculaire est conservée ; on ne constate pas d'incoordination des mouvements.

Démarche. — Même dans l'obscurité, le malade marche bien et n'a pas d'ataxie ; pas de dérobement des jambes. Il existe cependant du vertige, sans troubles de la vue. Quand on fait tourner le malade sur lui-même, il chancelle très légèrement ; pas de Romberg.

Réflexes. — Abolition complète des réflexes achilléens et rotuliens. Aux membres supérieurs, les réflexes existent encore, mais sont diminués.

Pupilles. — A droite, pas d'Argyll-Robertson ; à l'œil gauche, les cicatrices de l'iritis rendent sa recherche impossible.

Troubles trophiques. — Absence de cinq dents, tombées depuis deux ans. Etat irrégulier et fendillé des ongles, surtout au médius droit. Absence de l'ongle de l'index gauche. Petite escarre fessière. Cicatrice d'un mal perforant plantaire ayant laissé une induration cutanée. Atrophie musculaire très marquée aux membres inférieurs.

On prescrit le traitement par les injections intra-ra-
chidiennes d'électro-mercurol.

Les crises gastriques se répètent encore deux fois, en
février et en mars.

Le malade sort à la fin de mars: Les crises gastriques
n'ont pas été guéries ; les troubles trophiques sont restés
stationnaires.

Voir l'observation première.

Gaucher et Dobrovici (*Gaz. des Hôp.*, 1905). — Une
femme de 48 ans perdit, il y a six ans, en quelques se-
maines, toutes les dents supérieures. Depuis, le rebord
alvéolaire s'est résorbé et est devenu plan. Il n'y avait eu
ni traumatisme, ni infection. Depuis un an, douleurs fulgurantes ; depuis six mois, trois maux perforants plantaires. Enfin, actuellement, on constate l'Argyll, le Romberg, les crises viscérales.

Gaucher et Touchard (Soc. de Derm. et Syph., 1905). —
Chez une femme de 46 ans, chute des dents sans douleur (quatorze en une semaine) ; puis, douleurs fulgurantes ; ultérieurement, fistule palatine et atrophie en
masse du rebord alvéolaire.

Grenier de Cardenal (*Journ. de Méd. de Bordeaux*, juin
1905). — Tabes au début, marqué par la chute de toutes
les dents supérieures en six mois, avec atrophie du rebord
alvéolaire et perforation du sinus.

Fractures spontanées. — C'est encore un accident révélateur assez fréquent. Quelquefois elles restent latentes,
comme dans le cas plus haut cité d'Oulmont et Gilbert,
lorsqu'elles ne donnent pas lieu à des troubles fonctionnels, et alors cette latence doit faire d'emblée penser au
tabes. Quand elles sont décelées — par leurs troubles
fonctionnels — il faut aussi chercher les autres causes de
fractures spontanées : la tuméfaction de l'ostéosarcome

3

ou de l'hydatide de l'os, les nodosités et cannelures de l'ostéite syphilitique. Dans le cas d'aveu de syphilis, il faut, par l'examen local, se rendre compte si la fracture peut être mise sur le compte d'un syphilome ou si la syphilis n'est qu'un facteur médiat agissant par le tabes. En faveur du tabes sont : l'indolence complète du foyer de fracture avec anesthésie des fragments (recherche par la vibration par exemple), l'absence de crépitation, l'absence de déformation de l'os et de ses fragments.

Comme exemples de tabes révélé par des fractures, nous citerons, outre l'observation d'Oulmont et Gilbert, les suivantes :

DELAY (*Lyon Médical*, 1904). — A la suite d'une chute faite de sa hauteur, le malade présenta une fracture du col du fémur et de la crête iliaque du même côté ; il y eut aussi hydarthrose du genou L'examen, fait à l'occasion de cet accident, mit en lumière des signes encore peu marqués de tabes.

TOUCHE (Société Médicale des Hôpitaux, 1899). — Le premier symptôme du tabes fut une fracture des deux fémurs. Il se fit une pseudarthose. Au cours d'une bronchopneumonie consécutive, les deux pseudarthoses furent le siège de phénomènes de suppuration.

Arthropathies. — Elles sont surtout fréquentes dans la période préataxique, mais viennent après les douleurs fulgurantes. Cependant, dans certains cas, elles marquent le début connu des accidents tabétiques.

Le début rapide, quelquefois soudain, la précocité des déformations osseuses, l'absence de phénomènes réactionnels, et en particulier de douleurs, la liberté souvent exagérée des mouvements, attirent l'attention sur l'origine trophonévrotique, et spécialement tabétique, de ces arthropathies.

Certains cas exceptionnels où l'arthropathie s'accompagne de troubles inflammatoires, réels ou apparents, tel que le gonflement rouge du membre, peuvent faire croire à un phlegmon. Raymond (*Journ. des Praticiens*, 1906) rapporte un cas où l'on crut devoir inciser, et où, naturellement, on ne rencontra pas une goutte de pus.

Dans d'autres cas, on peut croire à l'ostéosarcome d'une des extrémités articulaires. Le meilleur argument de diagnostic est alors fourni par la radiographie.

Quand le diagnostic d'arthropathie nerveuse est posé, on peut se demander si l'on n'a pas affaire à de la syringomyélie. En dehors des signes propres à celle-ci, on peut trouver une présomption de diagnostic dans le siège des arthropathies. Celles du tabes sont plutôt observées aux membres inférieurs ; celles de la syringomyélie sont unilatérales et portent sur le membre supérieur.

KLEMM (Deutsch. Zeitsch. f. Chir., 1894, Bd. XXXIX) rapporte un cas personnel de tabes décelé par l'arthropathie, et signale des cas analogues de Howard Marsh et Rotter.

GANGOLPHE, DESTOT, ont insisté sur des cas analogues (*Lyon Médical*, 1906 et 1907).

TRÖMNER et PREISSIER (*Mitt. a d. Grenz. d. Med. u. Chir.*, 1908, Bd. KVIII, h. 5). — A l'occasion d'un traumatisme léger du pied, la radiographie montra un écrasement de l'astragale, du scaphoïde, des deux premières cunéiformes, et de la base du premier métatarsien. A ce moment, on ne put déceler aucun signe de tabes, mais ils apparurent un an plus tard.

Amyotrophie. — C'est là un symptôme initial très rare du tabes ; en général, elle ne débute qu'à une période où le diagnostic est déjà nettement confirmé. Elle évolue lentement, débute aux extrémités, ne donne que très tardivement la réaction de dégénérescence. Mais il y a des formes anormales où l'amyotrophie est un signe initial, et d'ailleurs où elle évolue avec rapidité. Chrétien et André Thomas en ont fait une forme clinique spéciale, en s'appuyant sur une très remarquable observation, dont voici le résumé (*Revue de Médecine*, 1898, p. 887) :

Tabes amyotrophique. Tabes à évolution rapide et insidieuse, sans douleurs fulgurantes ni ataxie. Atrophie musculaire à prédominance inférieure, symptôme *initial* et capital de la maladie. Signes pupillaires du tabes. Sclérose des cordons postérieurs. Altération des cellules des cornes antérieures lombo-sacrées. Névrite périphérique.

Dans des cas analogues, on devrait d'abord penser aux amyotrophies plus fréquentes (qui peuvent d'ailleurs se superposer au tabes), des poliomyélites antérieures, de la syringomyélie, de la paralysie spinale subaiguë, des polynévrites.

Mal perforant des valvules sigmoïdes de l'aorte. — Nous avons quelques scrupules à faire figurer l'insuffisance aortique parmi les troubles trophiques qui dénoncent le tabes, d'abord parce que jusqu'à l'autopsie c'est seulement par hypothèse que l'on peut diagnostiquer la perforation valvulaire, et puis parce qu'il plane toujours un doute sur l'origine réelle de la lésion. Est-elle inflammatoire et syphilitique, ou trophique et tabotique ? L'observation suivante paraît invoquer cette seconde pathogénie.

VAQUEZ (*Soc. Méd. des Hôp.*, décembre 1904). — Un homme de trente ans, syphilitique, éprouve de vives douleurs thoraciques angoissantes à la suite d'un faux pas. A l'auscultation, on diagnostique une insuffisance aortique et l'examen complet montre de l'inégalité pupillaire, l'Argyll, l'abolition des réflexes achilléens et rotuliens, la lymphocytose du liquide céphalo-rachidien.

Des diverses observations qu'on vient de lire, il résulte que les troubles trophiques peuvent être les premiers signes du tabes et que souvent le tabes peut être découvert au moment de leur production, tandis que d'autres fois, il reste méconnu plus ou moins longtemps, et que ce n'est qu'après l'apparition d'autres accidents qu'on les rapporte rétrospectivement à leur véritable cause.

Il faut donc retenir, en pratique, que la constatation de troubles tels que le mal perforant plantaire, la chute simultanée de plusieurs dents, le mal perforant buccal, les fractures spontanées, quelquefois les arthropathies, doit éveiller le soupçon de tabes dès que ces troubles ne sont pas d'un diagnostic étiologique évident et spécialement lorsqu'ils se présentent avec un caractère net de latence fonctionnelle.

Quels sont les signes de tabes que l'on devra spécialement rechercher ? Evidemment, ceux qui sont les plus constants dans le tabes fruste. Le signe d'Argyll paraît le plus constant et le plus typique de ces signes ; cependant, il n'est pas pathognomonique. Le diagnostic devient à peu près certain lorsqu'on rencontre aussi le Romberg et le Westphal. Cependant, la présence, et même l'exagération du réflexe rotulien ne peuvent pas suffire à faire rejeter le diagnostic de tabes (Jacob, Claude et Touchard). Il ne faut pas compter sur les douleurs fulgurantes, ni surtout sur l'ataxie, qui peuvent se faire attendre longtemps après le début trophique. La ponction lombaire et la recherche d'une lymphocytose céphalo-rachidienne sont utiles, spécialement dans les cas de tabes mono-symptomatique, parce que, dans les cas de lymphocytose on sera orienté vers le diagnostic de tabes. Il faut, d'autre part, se rappeler que l'absence de lymphocytose ne doit pas faire rejeter ce diagnostic.

Nous voudrions, en appendice de ce chapitre, ajouter quelques mots sur le pronostic et le traitement des tabes trophiques. Les accidents trophiques eux-mêmes sont susceptibles d'une évolution favorable indépendante de l'évolution du tabes ; les maux perforants peuvent se cicatriser, les fractures se consolider, etc.

Au point de vue de l'allure générale de la maladie, les troubles trophiques préludent à la forme sensitive du tabes ; c'est ainsi que Brissaud disait n'avoir jamais observé d'arthropathies chez les ataxiques à type pur. Ce sont, en général, des malades voués aux douleurs fulgurantes ; cependant, comme dans d'autres formes, le tabes peut s'immobiliser dans ses symptômes de début et demeurer pendant très longtemps un tabes fruste.

Le traitement local des troubles trophiques est celui que commandent les indications symptomatiques spéciales ; c'est ainsi que les maux fulgurants seront pansés aseptiquement et le membre mis au repos, car il semble bien qu'on ait renoncé définitivement à les traiter par l'élongation nerveuse, les fractures seront immobilisées, etc.

Quant au traitement général, quel qu'il soit, il semble bien rester inactif contre les troubles trophiques, comme contre le reste de la maladie. Le traitement spécifique ne fait rien contre les troubles trophiques, et c'est même là un élément de diagnostic, avec les accidents syphilitiques qui peuvent les simuler.

Dans notre observation II, on voit que les troubles trophiques sont restés stationnaires, malgré le traitement par les injections sous-arachnoïdiennes de mercure colloïdal.

CONCLUSIONS

Les troubles trophiques existent souvent dans le tabès. Leur importance est très variable dans la symptomatologie ; bien souvent ils sont négligeables, à la fois parce qu'ils n'occasionnent ni gêne, ni douleurs, et que le tableau symptomatique est très riche sans eux ; mais, dans certains cas, ils prennent une importance très considérable. Les cas de ce genre prennent le nom de tabes trophique, pour marquer la prédominance des symptômes trophiques sur les symptômes sensitifs ou moteurs.

Le tabes trophique se joint plus souvent aux formes sensitives qu'aux formes motrices de la maladie.

Les troubles trophiques observés dans le tabes sont très nombreux ; les plus importants et les plus caractéristiques sont les ostéo-arthropathies, l'amyotrophie, les maux perforants (mal perforant plantaire et mal perforant buccal).

Leur pathogénie n'est pas seulement précise ; il semble que l'origine doive être cherchée dans la névrite périphérique, si fréquente chez les tabétiques.

Le plus souvent, les troubles trophiques se développent au cours d'un tabes déjà assez caractérisé, pour que le diagnostic en ait été fait, mais il peut arriver aussi que ces troubles trophiques constituent des symptômes révélateurs du tabes. Les troubles trophiques tabétiques ont des allures assez nettes pour que leur valeur séméiologique soit assez grande. Quand la constatation de troubles trophiques fait penser au tabes, on doit chercher à déceler au moins deux des signes suivants : Argyll, Romberg, Westphal, leucocytose du liquide céphalo-rachidien. L'Argyll est celui que l'on trouve le plus souvent ; cependant, à lui seul, il ne suffit pas à poser un diagnostic ferme.

Bien des cas de tabes frustes sont ainsi décelés par leurs troubles trophiques.

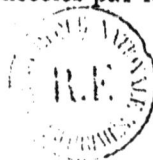

BIBLIOGRAPHIE

BAUDET. — Mal perforant buccal. Thèse Paris, 1898.

BLUM. — Thèse d'agrégation, 1875.

BONIEUX. — Chute des ongles. Thèse Paris, 1883.

BONNEFOIT. — Du mal perforant généralisé chez les ataxiques. Thèse Lyon, 88-89.

BOYER. — Pied tabéti·· Revue médicale, 1884.

BRISSAUD. — Leçons u ies maladies nerveuses, premier volume, 1895.

CALCATERRA. — Le amiotroûe tabetiche et il concetto anatomo-clinico della tabe distrofica. Morgagni, 1909, 129.

CHALIER. — Soc. des Sc. Méd. Lyon, nov. 1908, et Lyon Méd., 1908, CIX, 1154.

CHRÉTIEN et ANDRÉ-THOMAS. — Tabes amyotrophique. Rev. de Méd., 1898.

CLAUDE et TOUCHARD. — Revue de Neur., 1906.

CRAVERI. — Cont. à l'ét. des formes aberrantes et tardives du tabes. Morgagni, 1908.

CROUZON. — Confér. de Clin. Méd. de l'Hôtel-Dieu, 1906.

DANLOS et BLANC. — Soc. Méd. des Hôp., janvier 1908.

DANLOS et LÉVY-FRANKEL. — Soc. Méd. des Hôp., juin 1908.

DÉJERINE. — Traité de pathologie générale de Bouchard.

DÉJERINE et ANDRÉ-THOMAS. — Article « Tabes », du tome 34 du Nouveau Traité de Médecine.

DELAY. — Lyon Médical, 1904.

DESTOT. — Soc. de Chir. de Lyon, février 1906, et Lyon Médical, 1906, CVI, 911.

DIEULAFOY. — Traité de pathologie interne.

DUJARIER. — Article « Arthropathies tabétiques » du Nouveau Traité de Chirurgie, tome VII.

FAYARD. — Thèse de Paris, 1882.

GAUCHER et BORY. — Soc. de Derm. et Syph., décembre 1907.

GAUCHER et DOBROVICI. — Gaz. des Hôp., 1905.

GAUCHER et TOUCHARD. — Soc. de Derm. et Syph., 1905.

GANGOLPHE. — Soc. de Chir. de Lyon, nov. 1907, et Lyon Médical, 1907, CIX, 1008.

GIBERT. — Iconog. de la Salpêtrière, 1900.

GORDON. — Pathogénie des arthropathies tabétiques. Rev. Neur., 1909, 1132.

GOURC. — Rev. de Stomat., 1908.

GRENIER DE CARDENAL. — Jour. de Méd. de Bordeaux, 1905.

HENRY. — Thèse de Paris, 1904-05, numéro 529.

JOFFROY. — Pied bot tabétique. Gazette Hebd., 1885.

KLEMM. — Deutsch. Zeitsch. f. Chir., tome 39, 1894.

MARIE. — Revue de Psychiat. et Psychol. Exp., août 1908.

MATHIEU et VIEL. — Œdèmes névropathiques. Arch. de Neurol, 1885.

MICHEL. — Arthropathies dans l'ataxie locomotrice. Th. Paris, 1877.

OULMONT et GILBERT. — Soc. de Neur., mars 1907.

POIRIER. — Thèse Paris, 1901-02, numéro 457.

RAYMOND. — Formes frustes du tabes. Bulletin Médical, 1906.

— Jour. de Méd et de Chir. Prat., 1909.

— Revue Gén. de Cliniq. et Thérap., 1909.

RISPAL et BAUBY. — Toulouse Médical, 1902.

SAINTON et FERRAND. — Encéphale, 1907.

STRAUSS, — Ecchymoses tabétiques. Arch. de Neurol., 1880.

TOUCHE. — Soc. Méd. des Hôp., 1899.

TRONNER et PREISSER. — Mitt. a. d. Grenz. d. Méd u. Chir., 1908, 18, h. 5

VAQUEZ. — Soc. Med. Hôp., décembre 1904.

SERMENT

En présence des Maîtres de cette École, de mes chers condisciples et devant l'effigie d'Hippocrate, je promets et je jure, au nom de l'Être suprême, d'être fidèle aux lois de l'honneur et de la probité dans l'exercice de la Médecine. Je donnerai mes soins gratuits à l'indigent, et n'exigerai jamais un salaire au-dessus de mon travail. Admise dans l'intérieur des maisons, mes yeux ne verront pas ce qui s'y passe ; ma langue taira les secrets qui me seront confiés, et mon état ne servira pas à corrompre les mœurs, ni à favoriser le crime. Respectueuse et reconnaissante envers mes Maîtres, je rendrai à leurs enfants l'instruction que j'ai reçue de leurs pères.

Que les hommes m'accordent leur estime si je suis fidèle à mes promesses ! Que je sois couverte d'opprobre et méprisée de mes confrères si j'y manque.

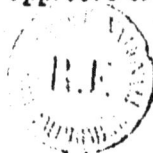

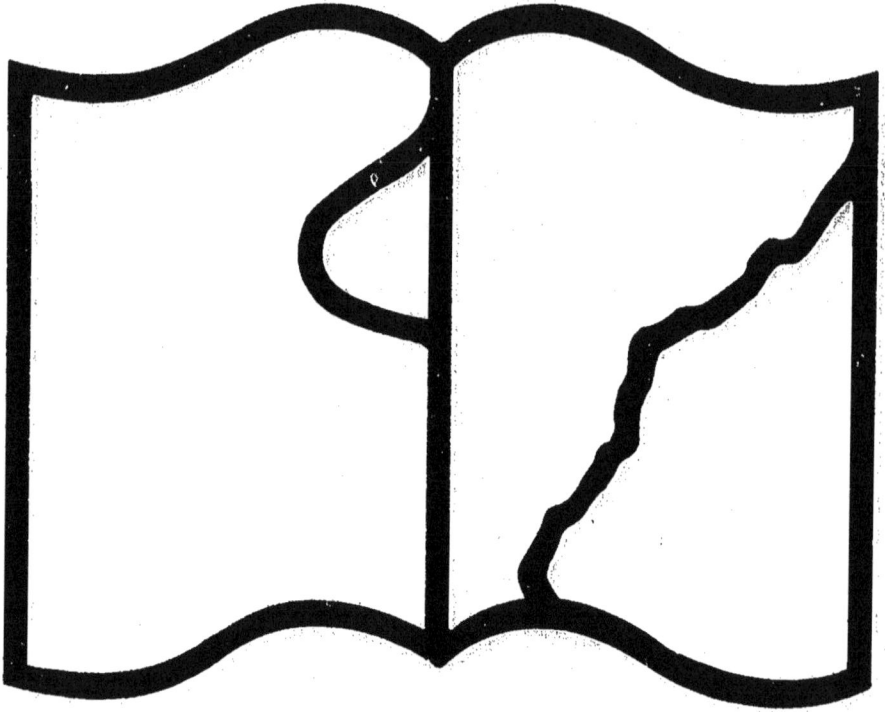

Texte détérioré — reliure défectueuse

NF Z 43-120-11

www.ingramcontent.com/pod-product-compliance
Lightning Source LLC
Chambersburg PA
CBHW071758200326
41520CB00013BA/3306

* 9 7 8 2 0 1 1 3 1 5 3 8 0 *